Audic

Te 89
86

DU TRAITEMENT

DE

L'OCCLUSION INTESTINALE

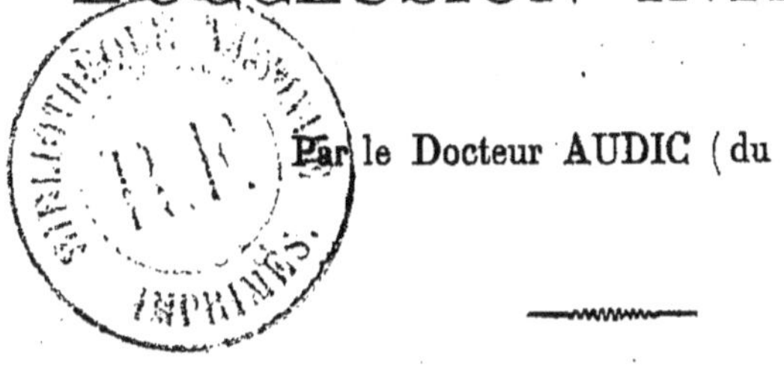

Par le Docteur AUDIC (du Faouët).

Parmi les diverses maladies que leur fréquence, leur gravité, et la nécessité d'un traitement prompt et énergique signalent à l'attention de tout praticien , l'occlusion intestinale occupe assurément un des premiers rangs.

Grande est la variété des médications auxquelles on peut recourir dans ces cas, et tous nos auteurs classiques nous en offrent l'énumération plus ou moins complète, sans insister sur le choix à faire de l'une ou de l'autre. Or, s'il est utile de disposer de ressources variées, il ne l'est pas moins d'avoir une méthode de traitement bien établie, qui permette de s'adresser tout d'abord à la médication la plus rationnelle, sans s'attarder à d'autres, qui comptent chacune des succès, il est vrai, mais en trop petit nombre pour être jamais autre chose que des méthodes exceptionnelles.

Décrire en la justifiant la médication qui doit être employée d'emblée dans les cas d'occlusion intestinale , tel est le but de ce travail.

Au point de vue de la pratique, on peut diviser les occlusions intestinales en deux groupes :

1° *Accessibles au traitement médical* :

Exemple : Obstruction par accumulation des matières fécales, par invagination de l'intestin , etc.;

2° *Peu ou point accessibles au traitement purement médical* :

Exemple : Rétrécissements cicatriciels , étranglement par des brides péritonéales (serrées), tumeurs de voisinage, etc.

Le diagnostic de l'occlusion intestinale ne présente point de difficulté. Il n'en est pas de même du diagnostic étiologique. Celui-ci peut seulement être soupçonné , et encore , malgré l'analyse la plus attentive, les erreurs sont loin d'être rares. Il est regrettable que nous ne soyons point en possession d'éléments plus assurés sur la cause de l'occlusion, car dans les cas d'étranglement interne proprement dits, le traitement médical est rarement efficace, tandis qu'une intervention chirurgicale précoce est souvent suivie de succès, surtout depuis l'innocuité relative qu'a procurée à la chirurgie abdominale la méthode antiseptique.

Toutefois, pour les praticiens de la campagne et des petites villes, qui sont bien rarement à même de se livrer à ces grandes opérations par suite des conditions défectueuses qui leur sont imposées, le diagnostic d'occlusion intestinale suffit , puisque seul le traitement médical peut lui être opposé.

Dans ces conditions, il importe surtout d'avoir une ligne de conduite bien tracée, justifiée par la théorie et plus encore par le succès.

———

Quelques mots de la pathogénie de l'occlusion, avant de passer à son traitement.

Pour faciliter le raisonnement, nous prendrons le cas particulier où l'obstacle est dû à une accumulation de matières stercorales en un point quelconque du tube intestinal.

Comment expliquer cet arrêt des matières ?

Il nous semble que dans un grand nombre de cas, il se passe ceci : 1° sous une influence mécanique quelconque , amas de matières en un point donné du tube digestif (l'expérience a prouvé que cet amas se forme habituellement dans le gros intestin) ;

2° Irritation locale provoquant par action réflexe, la contraction des fibres lisses de l'intestin au voisinage de l'obstacle.

Si la contraction vermiculaire est assez puissante, il y a débâcle. Sinon, il y a contracture de l'intestin au niveau du bouchon fécal et, comme les fibres circulaires prédominent sur les longitudinales , celui-ci est pour ainsi dire fixé dans sa position, et l'obstruction est constituée.

Aux contractions péristalliques impuissantes à chasser l'obstacle, succèdent les contractions anti-péristalliques et les vomissements incoercibles.

L'absence complète d'émission de matière ou de gaz, prouve le repos relatif de la portion d'intestin sise au-dessous de l'obstacle.

L'indication causale est de faire cesser la contracture intestinale par laquelle est immobilisé le bouchon stercoral ; et la première indication symptomatique est de calmer les vomissements, cause d'épuisement rapide pour le patient.

On peut remplir à la fois ces deux indications par la belladone, antispasmodique par excellence , du moins pour les contractures du tube digestif. Mais il s'agit de l'administrer à la fois hardiment et prudemment. Pour ce faire, nous avons recours à l'extrait donné à dose fractionnée ; on peut administrer ainsi des quantités considérables de belladone sans avoir rien à redouter.

Pour les adultes, nous formulons ainsi :

Extrait de belladone, pilules d'un demi-centigramme.

Une de quart d'heure en quart d'heure, ou plus souvent même si les souffrances sont très vives. — Quand le malade a pris dix pilules, espacer les doses : par exemple, une pilule de demi heure en demi-heure, jusqu'à concurrence de 12, 15, 20 ou 25 centigrammes et plus, au besoin, suivant la gravité du cas.

Les pilules doivent être mâchées et non avalées à l'aide d'un liquide. Leur absorption est ainsi notablement hâtée. Pour calmer la soif qui ne tarde pas à survenir, un petit fragment de glace ou quelques gouttes d'eau fraîche dans la bouche de temps à autre.

Généralement, dès la première heure, les vomissements deviennent moins fréquents , les tranchées moins violentes , et quand la dose de 15 à 20 centigrammes d'extrait est absorbée, le spasme intestinal est le plus souvent vaincu, les vomissements ont complètement cessé.

C'est alors qu'il est indiqué de provoquer la progression de .'obstacle, et que les purgatifs trouvent leur emploi. Il est rationnel d'agir sur le bout inférieur de l'intestin.

Nous formulons le plus souvent :

> Follicules de sené .... 20 grammes.
> Eau .... 750 »

Faites bouillir jusqu'à réduction à 500 grammes ; passez.

Ajoutez et mêlez :
> Huile de ricin................ .... 60 grammes.
> Teinture de quillaya saponica, Q. s. pour émulsionner.

A prendre en un lavement.

Le plus souvent, ce lavement est suivi d'une débâcle, qui, du reste, a lieu quelquefois avec la seule médication belladonnée. S'il y a insuccès, recommencer.

Dans le cas d'un deuxième insuccès , s'adresser à d'autres moyens.

Nous avons supposé le cas particulier d'un amas stercoral s'opposant au cours des matières. Or, tout autre cause d'occlusion amène vraisemblablement la contracture intestinale au point occlus en même temps que la rétention des fèces en ce point ; la même théorie et la même médication sont donc rationnelles dans ces cas.

L'occlusion intestinale par cause de hernie est également justiciable du traitement belladoné, quand il y a seulement engouement et non étranglement, auquel cas il est évident que l'opération seule peut agir efficacement. Nous publions deux observations qui montrent dans ces cas l'efficacité de la méthode (XI et XII).

Nous n'avons nullement la prétention d'énoncer un traitement nouveau. — Jaccoud (*Traité de Pathologie interne*) indique, au même titre que les autres médications, « la belladone employée concurremment avec les purgatifs. » Mais ce n'est là qu'une mention sommaire , et nous pensons que des indications posologiques plus précises ne sauraient manquer d'utilité.

Nous citerons encore, comme venant en seconde ligne après la médication précédente , la faradisation de l'intestin , facile pour tout médecin , grâce aux appareils portatifs eont nous disposons.

Nous pratiquons l'électrisation du bout inférieur , introduisant l'olive négatifs dans l'anus , et promenant le pôle positif sur l'abdomen.

Vu la sensibilité extrême de certains sujets, il est indispensable de graduer l'intensité de l'action électrique.

Les observations III et IV montrent quelle peut être la rapidité de cette action.

Nous bornerons là ces considérations, ayant eu surtout en vue d'attirer l'attention sur la médication belladonée dans l'obstruction intestinale.

C'est seulement lorsqu'elle échoue que, d'après nous, on doit recourir à la série des autres moyens, en commençant par l'électrisation qui peut , du reste, être employée concurremment avec l'extrait de belladone , ainsi qu'il a été fait dans plusieurs des cas dont nous résumons ci-dessous les observations.

Obs. I (7 juin 1878). — Madame L., 50 ans (au Faoüet). — Souvent constipée, sujette à « des maux de reins ». — A la suite d'un voyage fatigant, la douleur de reins habituelle est revenue, mais extrêmement violente : plus forte, dit la malade, que les douleurs de l'enfantement. Le siège de la douleur est à la partie moyenne de la région abdominale supérieure. Irradiation dans les cuisses.

Pas de selle depuis hier. Face pâle, moite, non grippée. Pas de fièvre.

Prescription : Tilleul aromatisé de fleurs d'oranger. — Cataplasme chaud laudanisé éthéré sur le ventre.

Lavement : Laudanum de Sydenham...... 20 gouttes.
Éther chlorhydrique chloré.... 3 grammes.
Chloroforme 2   »
Eau 100   »
Gomme adragante .... Q. s.

Soir. — Amélioration notable. Le lavement n'a pu être gardé. Issue de quelques fragments durcis de matières fécales.

8 juin. — Il y a eu pendant la nuit trois crises douloureuses très violentes.

Prescription : Huile de ricin, 40 grammes.

5 heures du soir. — Les tranchées continuent.

1º Potion : Extrait de belladone .... 8 centigr.
Eau de laurier-cerise........... 5 grammes.
Sirop 40   »
Eau 140   »
Une cuillerée à bouche d'heure en heure.

2º Lavement calmant (eau chloroformée).

3º Calomel...... 60 centigr. } à prendre en une fois dans la
Podophylle... 10   »   } soirée.

9 juin, matin. — Sommeil pendant la première moitié de la nuit. A minuit, vomissements et débâcle par le bas ; issue d'une quantité considérable de matières fécales.

En juin 1879, la même dame présenta les mêmes symptômes. La médication belladonée fut employée d'emblée et plus hardiment : 16 centigr. en pilules à doses fractionnées, à prendre en une nuit. Les vomissements et la débâcle survinrent le lendemain matin et mirent fin aux accidents. (Quelques jours après, fièvre intermittente qui cède facilement aux préparations de quinquina.)

Obs. II. — 1er août 1879. — Morzelles Jean, 69 ans (commune de Priziat). — Porteur d'une hernie inguinale gauche volumineuse. — Malade depuis deux jours. Douleur abdominale survenue subitement, puis vomissements ; ensuite un accès de fièvre intermittente bien caractérisé.

Pas de selle depuis trois jours.

Actuellement, apyrexie ; vomissements abondants ; abdomen très douloureux à la pression.— Les yeux commencent à se cerner.— Je constate que la hernie se réduit facilement. Vacuité du rectum.

Prescription : Extrait de belladone, une pilule d'un centigramme de demi-heure en demi-heure.

De huit heures en huit heures, lavement avec 60 grammes d'huile de ricin émulsionnée dans 750 grammes de décoction de sené (30 gr. de sené).

Les évacuations ont eu lieu dès le premier jour, après que le malade a absorbé 27 centigr. d'extrait. Les vomissements ont cessé aussitôt.

Les accès fébriles sont revenus (type tierce) et ont cédé facilement à la médication quinique.

Obs. III. — Février 1880. — Marzin Louis, 40 ans, à Guiscriff. — Malade depuis la veille. Douleur de ventre survenue brusquement. Vomissements provoqués par une ingestion quelconque de boisson ou d'aliments. — Pas de fièvre. De cinq en cinq minutes, tranchées extrêmement violentes pendant lesquelles le ventre se durcit et laisse voir les anses intestinales distendues se dessiner à sa surface. — Le rectum est à peu près vide. Pas d'émissions de gaz par l'anus depuis hier.

1º Injection hypodermique d'un centigramme de chlorhydrate de morphine après laquelle les douleurs deviennent un peu moins violentes, sans toutefois cesser.

2º Faradisation de l'intestin pendant un quart d'heure environ.

A la suite de cette faradisation, les tranchées cessent complètement de même que les vomissements. — Le malade étant à une grande distance de Faoüet, je prescris la belladone à doses fractionnées, et un lavement purgatif après l'absorption de 25 centigrammes d'extrait.

La guérison a été confirmée.

Obs. IV. — M⁰ X., (commune de Langonnet), 60 ans. — Ordinairement constipé.

21 février 1880. — Depuis quelques jours, tranchées intermittentes, nausées. — A été traitée par des lavements et des purgatifs. — Quelques selles diarrhéiques pauvres en matières fécales ont suivi, sans amener de soulagement.

Je constate : peau sèche. — pouls dur, fréquent. — Ventre dur bombé. — La fosse iliaque droite est occupée par une masse dure, volumineuse qui remonte, puis s'étend horizontalement jusque sous l'ombilic. Le rectum est vide.

Prescription : 1° Cataplasme sur le ventre.

2° Extrait de belladone 1 centigramme de 2 en 2 heures, jusqu'à concurrence de 15 centigrammes.

3° 4 grands lavements huileux chaque jour.

23 février. — Un peu de narcotisme. — Les tranchées ont cessé. — Pas de selles. — Les nausées persistent. — Langue saburrhale avec plaques rouges disséminées.

Prescription : Matin et soir lavement avec l'huile de ricin, 40 gr. émulsions à l'aide de 700 grammes de décocté de : séné 50 grammes.

25. — Plusieurs selles fécales ont eu lieu et les nausées ont cessé.

Les lavements simples ont été continués pendant une semaine et le rétablissement a été complet.

Obs. V. — Juillet 1880 (commune de St-Tugdual), Carion Nicolas, 35 ans. — Malade depuis quatre jours. — Vomissements incoercibles. — Tranchées violentes. — Rectum vide.

1° Faradisation de l'intestin. — Mieux être immédiat, cessation des tranchées et des efforts de vomissements.

Extrait de belladone, et lavements purgatifs comme dans les cas ci-dessus. — La guérison a été complète.

Obs. VI. — Mars 1881, H..., 12 ans, (commune de Lauvénégen. — Est resté du 1ᵉʳ au 11 mars sans aller à la selle. — Un pur gatif alors administré, produisit une selle peu abondante. — Depuis ce jour absence de selle, difficulté pour uriner.

Actuellement, impossibilité complète d'uriner. — ventre énormément ballonné. Veines sous-cutanées abdominales très développées.

— Ventre dépressible seulement au niveau de l'ombilic, où l'on sent la vessie distendue.

Une sonde courbée en S pénètre dans la vessie non sans difficultés. — Celle-ci vidée, il est facile de constater dans la fosse iliaque droite une tumeur irrégulière et volumineuse. Étant donnée la constipation antérieure, il était naturel de supposer cette tumeur due à une accumulation de matières fécales, ayant agi par compression sur la vessie, d'où oblitération momentanée de l'orifice urétral , et rétention d'urine.

La médication belladonée purgative fut employée contre cette rétention fécale et en vint aisément à bout. Le rétablissement était complet au bout de cinq jours.

Obs. VII. — M⁰ F...., (au Faoüet), 24 ans.

23 juillet 1881. — Malade depuis 2 jours. — Après s'être baignée en pleine transpiration, a ressenti une vive douleur, dans le flanc gauche. Depuis, cette douleur a été en augmentant, actuellement elle a lieu par tranchée, et se propage en dessinant assez bien le trajet du colon ascendant et transverse. — La moindre pression sur l'abdomen exagère cette douleur. — Pas de selle pendant deux jours. — N'est pas habituellement constipée.

Prescription : Cataplasme sur l'abdomen.

Extrait de belladone en pilules d'un demi-centigramme ; une de 1/4 d'heure en 1/4 d'heure (N⁰ 4) ; puis de demi-heure en demi-heure (N⁰ 4) ; puis d'heure en heure (N⁰ 4), en tout 6 centigrammes.

Dès les premières prises de belladone, la douleur a été calmée, et si complètement que la malade s'est cru permis de manger comme à l'ordinaire et de reprendre ses occupations. Quelques heures après ce repas, les douleurs recommencent, plus violentes, et, cette fois, accompagnées de vomissements fréquents.

Même prescription que ci-dessus.

Le 24 juillet au matin, douleurs à peu près calmés. Le sommeil a été bon pendant la nuit et les vomissements ont cessé. Pas d'évacua-alvines.

Faradisation de l'intestin.

Lavement purgatif à l'huile de ricin et décoction de sené, — une selle abondante a suivi ce lavement.

Prescription : podophyllin, 10 centigrammes en 5 prises, une de de 2 heures en 2 heures.

25. — Nouvelle selle fort abondante. — État général excellent. — Rétablissement complet.

Obs. VIII. — Juillet 1881 M. P. au Faouët (40 ans environ). Habituellement constipé. A eu antérieurement de fréquents accès de fièvre intermittente.

12 Juillet. — Anorexie depuis plusieurs jours. Gêne à l'hypocondre, bouche pâteuse, langue saburrhale.

Ipéca.................. 1 gr. 50

15. — Nausées, coliques pendant la nuit dernière. État fébrile marqué.

Potion avec un gramme de sulfate de quinine. Quelques heures après, vomissements incessants même en l'absence de toute ingestion de boissons ou d'aliments.

Extrait de belladone, 1 centigramme de quart d'heure en quart d'heure jusqu'à 6 pilules, puis de demi heure en demi heure, jusqu'à concurrence de 6 autres pilules, et enfin d'heure en heure pendant 6 heures.

Alors, grand **lavement simple.**

Soir. — Les tranchées ont diminué, les vomissements sont plus rares. Le lavement a été rendu sans matières fécales, mais il a été suivi d'émissions de gaz. Le rectum est vide.

Electrisation de l'intestin, suivie d'un lavement avec 60 grammes d'huile de ricin et 25 grammes de sulfate de soude.

Issue de quelques matières dures, ovillées.

Pendant la nuit, un demi centigramme d'extrait de belladone, d'heure en heure, injection hypodermique de 30 centigrammes de sulfate de quinine.

16. — L'amélioration se prononce. Pas de vomissements spontanés, mais les liquides ne sont pas encore tolérés ;

Faradisation de l'intestin.

Lavement : Huile de ricin...... 30 grammes.
Décoction de séné... 30 »

A renouveler dans l'après-midi.

Soir. — Issue de quelques scibales.

    Extrait de belladone............. 20 centigrammes.
    Podophyllin .... 10 »
Pour 20 pilules. Une d'heure en heure.

17. — Cessation complète des vomissements. Le lait coupé d'eau est toléré. Le ventre étant moins ballonné, on peut sentir dans la fosse iliaque gauche, une tumeur allongée dans le sens de l'intestin, volumineuse, douloureuse à la pression.

Prescription : 2 grands lavements émollients par jour (de 1 litre chacun, pris dans le décubitus horizontal).

Soir. — Issue d'une quantité considérable de matières fécales. Diminution, mais non disparition de la tumeur de la fosse iliaque gauche.

18. — Accès de fièvre pendant la nuit précédente.

Injection hypodermique de 60 centigrammes de sulfate de quinine.

Un lavement émollient chaque jour.

19. — Nouvelle et abondante issue de matières fécales. Disparition de la tumeur de la fosse iliaque.

Depuis ce jour l'état général s'est amélioré, la fièvre intermittente a été guérie par des injections hypodermiques de sulfate de quinine pour ne pas fatiguer l'estomac.

Le rétablissement était complet 15 jours plus tard. (1).

Obs. IX. — Août 1881. — Fouler François, charron, commune de Plouray, (40 ans, environ).

Mal portant depuis quelques jours, cet homme prit un purgatif, à la suite duquel survinrent des vomissements incoërcibles.

Actuellement, un jour après le début de ces vomissements, je trouve le malade en proie à de violentes coliques, survenant par crises très rapprochées les unes des autres. Le toucher rectal dénote la vacuité du bout inférieur de l'intestin.

Faradisation de l'intestin pendant 5 à 10 minutes. Effet immédiat nul. Les tranchées sont peut-être plus violentes quelques instants après.

---

(1) On peut rapprocher cette observation des cas I et II dans lesquels l'obstruction intestinale a provoqué l'apparition d'accès intermittents. Ce qui prouve une fois de plus que, dans les pays palustres et surtout chez les sujets antérieurement atteints de fièvre intermittente, toute action pathologique peut rappeler les accès.

Potion. — Extrait de belladone, 1 centigramme d'heure en heure, jusqu'à concurrence de 14 centigrammes.

Ensuite, lavement : huile de ricin............ 60 grammes.

Séné 25   »

Eau 500   »

Je n'ai point revu ce malade qui a succombé deux jours après.

Laissé seul un instant, il avait ingéré précipitamment, pour calmer sa soif, une quantité énorme d'eau froide! C'est peu de temps après que son état s'aggrava beaucoup et que la mort survint.

Obs. X. — X...... à Friziac. — Porteur d'un hernie inguinale double.

Le 24 janvier 1882, se livre à des travaux pénibles. Le 25 au soir, après souper, douleur extrêmement violente, survenant brusquement dans l'abdomen, ventre dur, rétracté. Les deux hernies sont réductibles. Les tranchées sont presque continues et ne laissent pas un moment de repos au patient.

Potion. Extrait de belladoue, 1 centigramme d'heure en heure, après l'ingestion du 12e centigramme, lavement purgatif.

26. — Après l'ingestion de 5 à 6 pilules les tranchées ont diminué, après 12 pilules elles ont cessé complètement, Le lavement a provoqué une selle, et dès le 27, le malade reprenait son travail sans inconvénient.

Obs. XI. Mars 1882. — P...... à Laugonnet.

Porteur depuis 2 ans d'une hernie crurale partiellement réductible. Depuis le 5 mars elle ne se réduit plus et provoque une vive douleur. Pas de selles, pas de vomissements.

Le 6, des efforts de taxis restent infructueux ; la hernie est dure, semble remplie de matières fécales, la peau est rouge et tendue, un peu empâtée,

Extrait de belladone, 1 centigramme d'heure en heue, jusqu'à concurrence de 12 centigrammes.

Le 7, la portion réductible rentre, dès les premières tentatives de taxis.

Le 8, le malade se retourne chez lui, après avoir eu une selle provoquée par 30 grammes d'huile de ricin.

Obs. XII. Février 1882. — Femme C...... au Faoûet, 50 ans.
Porteuse d'une hernie crurale double, qui n'a jamais été maintenue.
Depuis ce matin, (14 février), la hernie gauche a grossi considérable-
ment et les vomissements sont survenus. Pas de selle depuis hier, Je
constate une hernie du volume d'un œuf, dure et tendue ; par un taxis
modéré, j'arrive à réduire une partie de la hernie.

15 février. — La hernie est revenue à son volume d'hier. — Les
vomissements continuent.

Prescription : extrait de belladone, un demi centigramme de demi
heure en demi heure jusqu'au bout de 5 heures, même dose d'heure
en heure pendant 6 heures.

Le 16, les vomissements ont cessé, la hernie a repris son volume
normal, la malade commence à manger, et au bout de quelques jours
le rétablissement est complet.

Nous ferons remarquer, en terminant, que ce ne sont point
ici des observations choisies, mais une série représentant tous
les cas de ce genre que nous avons eu à traiter depuis les
4 dernières années. Or, on n'y trouve qu'un seul cas de mort,
(Obs IX), encore y a-t-il eu une imprudence commise, laquelle
a pu grandement contribuer au résultat fatal. Nous aimons à
croire que la médication employée, a notablement contribué à
ces succès et nous espérons que, pratiquée par nos confrères,
elle leur donnera des résultats analogues.

Lille-Imp. L Danel